AF392986

DE L'HOSPITALISATION
DES FEMMES EN COUCHES INFECTÉES

Statistique comparée du service d'isolement et des services généraux de l'hôpital Lariboisière (1)

Par Ch. Maygrier,

Accoucheur de Lariboisière.

———

Malgré les immenses progrès réalisés par l'application de l'antisepsie à la pratique des accouchements, l'infection puerpérale n'a malheureusement pas disparu.

Mais, inversement à ce qu'on observait autrefois, les Maternités, jadis si meurtrières, sont devenues pour les accouchées un milieu salubre, où l'infection est réduite à son minimum. Et c'est en dehors de l'hôpital, dans la pratique privée, que l'on voit se développer la plupart des cas d'infection puerpérale. C'est qu'en effet les précautions d'hygiène et d'antisepsie, prises avec tant de soin dans les Maternités, font encore trop souvent défaut dans la clientèle urbaine ; surtout dans les quartiers pauvres et populeux, parmi les femmes que la crainte de l'hôpital et le désir de ne pas

———

(1) Communication faite à la Société obstétricale de France, le 24 avril 1897.

quitter leur foyer et leurs enfants retiennent chez elles, où elles reçoivent, dans les conditions matérielles les plus défavorables, l'assistance de médecins ou de sages-femmes du bureau de bienfaisance et parfois de matrones ignorantes.

On rencontre donc, dans les hôpitaux de Paris, un certain nombre de femmes en couches infectées qu'on peut diviser en deux catégories :

1° Des femmes malades qui viennent des services d'accouchements, celles-ci généralement en petit nombre ;

2° Des femmes qui viennent du dehors, soit qu'elles aient accouché à leur domicile, soit qu'elles aient été soignées chez une sage-femme.

Les premières sont habituellement transférées du service d'accouchements où elles sont tombées malades, dans un service dit d'isolement, où elles doivent, en effet, être isolées et soignées par un personnel spécial. Lorsque ces services d'isolement, dont l'installation laisse encore beaucoup à désirer, sont trop exigus, les accoucheurs sont parfois obligés d'envoyer, faute de lits, leurs accouchées malades dans les services voisins.

Les secondes, qui se présentent infectées à l'hôpital, sont reçues, non pas à la Maternité dont l'entrée leur est sévèrement interdite, mais dans les divers services de médecine ou de chirurgie de l'hôpital. Cependant, par exception, elles peuvent être admises dans le service d'isolement réservé aux femmes de la Maternité, s'il y a des lits vacants.

Telles sont les mesures adoptées d'une façon à peu près générale dans les divers hôpitaux de Paris à l'égard des femmes atteintes d'infection puerpérale, mesures défectueuses au premier chef, comme je vais m'efforcer de le démontrer en prenant comme exemple ce qui se passe à l'hôpital Lariboisière.

J'ai relevé tous les cas d'infection puerpérale soignés dans cet hôpital depuis le 1er mars 1896 jusqu'au 1er avril 1897, donc pendant 13 mois. Si mes recherches n'ont pas porté sur un plus long espace de temps, c'est que je n'ai pu recueillir de documents précis que depuis le 1er mars 1896.

J'exposerai sommairement les résultats obtenus d'une part dans le service d'isolement qui est placé sous ma direction, et d'autre part dans les différents services de l'hôpital, où sont réparties les femmes infectées amenées de la ville.

Deux mots d'abord sur le service d'isolement de la Maternité de Lariboisière, qui porte le nom de Perreau.

Situé à une grande distance de la Maternité, il occupe, au

premier étage, l'extrémité d'une aile de l'hôpital exclusivement consacrée au personnel, sans contact par conséquent avec aucune salle de malades.

Il comprend six lits répartis dans quatre chambres, deux à un seul lit, et deux à deux lits ; ces chambres donnent toutes sur un corridor central, d'où la surveillance est aisée. Il y a en outre un office, un petit cabinet où se trouvent d'un côté un vidoir, de l'autre des water-closets, et une chambre de garde pour la sage-femme.

Un personnel spécial, composé d'une sage-femme et de deux infirmières, l'une de jour, l'autre de nuit, dessert ce petit service, où j'ai dû, en entrant à la Maternité de Lariboisière, faire quelques modifications indispensables. C'est ainsi que le parquet a été remplacé par un dallage facile à laver à grande eau, que le matériel, qui était en partie détérioré et incomplet, a été renouvelé et complété, qu'une vitrine contenant les instruments d'usage journalier, sondes intra-utérines, pinces, écouvillons, curettes... a été installée, etc.... Pour faciliter les communications avec la Maternité, et pour éviter en même temps toute promiscuité entre les deux personnels, j'ai fait relier les deux services par un appareil téléphonique.

Quel est le fonctionnement de ce service ainsi organisé ?

On y reçoit : 1º Les femmes en travail qui se présentent à l'hôpital atteintes de fièvre et manifestement infectées.

2º Les femmes accouchées à la Maternité, dont la température a été au moins de 38º pendant plus d'un jour, et les enfants atteints d'ophtalmie ou d'affections contagieuses.

3º Par exception, et quand il y a des lits vacants, les femmes accouchées en ville et amenées infectées à l'hôpital.

Du 1er mars 1896 au 1er avril 1897, il est entré ainsi 112 femmes dans le service d'isolement.

Toutefois sur ces 112 femmes, j'en élimine immédiatement 26 qui étaient saines, et dont les enfants seuls étaient malades et devaient être isolés : 23 en effet étaient atteints d'ophthalmie, 2 de muguet et 1 d'érysipèle. Je ferai remarquer à ce propos le grave inconvénient qu'il y a à réunir dans le même local des femmes malades et des enfants infectés. Les mères de ces derniers, transportées saines dans un milieu septique, sont exposées à devenir malades, et les enfants atteints de conjonctivite purulente, peuvent contagionner les nouveau-nés sains. Il y a donc là un double danger que peut seul conjurer le placement dans un service spécial et organisé *ad hoc* des enfants qui ont de l'ophthalmie.

L'Administration de l'Assistance publique s'est d'ailleurs préoc-
cupée de cette question ; elle a reconnu la nécessité de ce service,
dont la création est décidée en principe.

Il n'est donc entré en réalité à Perreau que 86 femmes malades.
Sur ces 86 femmes, 14 sont mortes et 72 sont sorties guéries. La
mortalité générale a donc été de 16,27 0/0.

Mais je dois faire parmi ces malades une distinction fort impor-
tante et les diviser en deux catégories, suivant qu'elles sont
venues de la Maternité ou du dehors.

1° *Femmes venues de la Maternité.* — 28 femmes ont dû être transportées de la Maternité dans le service d'isolement pour des acci-
dents puerpéraux ; ce chiffre n'est pas très considérable, car il
correspond à 1.259 accouchements ou avortements qui ont eu lieu
pendant la même période de temps. De ces 28 femmes 4 sont
mortes, dont 2 d'éclampsie grave, 1 d'intoxication mercurielle, et
1 de septicémie contractée dans le service.

Je n'ai donc eu en réalité, pendant 13 mois, qu'un cas de mort
par septicémie sur 1.259 accouchements ou avortements faits à la
Maternité de Lariboisière.

2° *Femmes venues du dehors.* — J'ai pu recevoir et soigner
58 femmes qui ont été amenées infectées du dehors, dont 46 ayant
accouché ou avorté en ville et 12 dans les services voisins.

De ces 58 femmes, 10 sont mortes.

En comparant ces deux catégories, on voit que la mortalité par
septicémie a été beaucoup plus grande parmi les femmes reçues
du dehors que parmi celles qui venaient de la Maternité et qui ont
pu recevoir des soins immédiats.

Quoi qu'il en soit, il y a eu au total, sur 86 femmes reçues à
Perreau, pendant ces 13 mois, 11 morts par septicémie. La mortalité a donc été de 12,79 0/0.

Voyons maintenant ce qui s'est passé dans les autres services
de l'hôpital, à la même époque.

Des recherches faites sur les registres de Lariboisière ont
permis d'établir que 40 femmes infectées à la suite d'accouchement ou d'avortement ont été reçues dans ces différents services.

De ces 40 femmes, 11 sont mortes. La mortalité a donc été de
27,5 0/0.

Ainsi, en résumé, chez les femmes atteintes d'infection puerpérale, reçues et soignées dans le service d'isolement, la mortalité a été de **12,79 0/0**.

Chez les femmes atteintes d'infection puerpérale, reçues et

soignées dans les services généraux de l'hôpital, la mortalité a été de **27,5 O/O**.

Ces chiffres sont suffisamment éloquents par eux-mêmes. Il ressort de leur comparaison que l'admission des femmes en couches infectées dans les services de médecine ou de chirurgie les expose à une mortalité qui est plus du double de celle qu'on observe dans un service d'isolement, spécialement organisé pour les recevoir.

Il serait certainement facile d'établir dans les divers hôpitaux de Paris les mêmes constatations que celles que j'ai pu faire à l'hôpital Lariboisière. Il en résulterait cette conséquence que toutes les femmes infectées devraient être reçues uniquement dans les services d'isolement. Mais ceux-ci ne sont pas faits pour recevoir les malades du dehors. Ils n'ont été créés que pour les besoins des Maternités, et ce n'est que par exception qu'on y admet des femmes de la ville.

Il y a donc là une lacune énorme dans l'organisation hospitalière.

Deux choses sont nécessaires dans le traitement de l'infection puerpérale : 1° l'isolement des malades; 2° des soins spéciaux donnés par un personnel spécial.

Reçues dans les services généraux d'un hôpital, les femmes en couches malades y sont placées dans un milieu insalubre, où elles sont privées de l'assistance spéciale qui leur est indispensable, et où leur présence constitue en outre un danger.

Or, il est impossible d'admettre que les femmes atteintes de septicémie puerpérale soient divisées en deux catégories et que celles qui ont accouché au dehors ne soient pas l'objet de la même sollicitude que celles qui ont accouché dans une Maternité.

La conclusion qui s'impose est la création d'un ou plusieurs services spéciaux, sur l'organisation desquels je n'ai pas à insister ici, destinés à recevoir toutes les femmes en couches qui présentent de l'infection puerpérale et qui demandent à être hospitalisées. Et j'ai pensé qu'un vœu émis dans ce sens par la Société obstétricale de France ne serait pas sans influence sur les pouvoirs publics pour faire cesser un état de choses déplorable, qui ne se comprend pas à une époque où les bienfaits de l'isolement et de l'antisepsie appliqués aux maladies contagieuses ne sont plus à démontrer.

DISCUSSION

Sébillotte. — Je demanderais à émettre un vœu parallèle à celui de M. Maygrier, celui d'une surveillance plus active sur les sages-femmes du bureau de bienfaisance et sur les accouchements à domicile. On éviterait ainsi beaucoup de cas d'infection. Il faudrait obliger les femmes à se faire examiner par un médecin, 2 ou 3 mois avant leur accouchement, tant au point de vue de l'albuminurie que des autres affections qui peuvent venir compliquer la grossesse.

Budin. — La communication de M. Maygrier est très intéressante, ainsi que celle de M. Sébillotte. Il y a deux points à noter dans le mémoire de M. Maygrier : 1° sur 86 femmes infectées et apportées dans son service d'isolement, 11 sont mortes. Sur 28 de ces femmes, qui avaient contracté l'infection dans son service, une seule est morte. 2° D'autre part, sur 40 femmes soignées dans d'autres services, 11 sont mortes, ce qui donne une proportion beaucoup plus considérable. Ces chiffres éloquents démontrent la nécessité d'intervenir immédiatement et rapidement dans les cas d'infection.

M. Maygrier a parlé de mesures d'ordre général à prendre à ce sujet. Il y a quelques mois, il a été question avec M. le Directeur général de l'Assistance publique d'organiser des services spéciaux pour les enfants atteints d'ophthalmie. J'ai fait remarquer, à ce propos, que la question était plus large et que ces services devraient comprendre les femmes infectées. Tout récemment encore, il y a dix jours, au sujet de réformes à faire dans les hôpitaux, on a étudié celles relatives aux femmes en couches. J'ai alors fait remarquer que lorsqu'une femme enceinte est atteinte de suppuration quelconque, on ne veut la recevoir nulle part, les asiles, les ouvroirs lui ferment leurs portes. Où donc peuvent aller ces malheureuses femmes ? Les services d'accouchements, les services de chirurgie les repoussent, de crainte de l'infection. Les services de médecine déclarent n'avoir point à les soigner. Quant aux femmes accouchées et délivrées, quand elles sont infectées on les reçoit dans quelques services d'accouchements. Mais alors elles sont un danger pour ces services. Et à côté des femmes, il y a encore les enfants atteints d'ophthalmie, d'érysipèle, etc., qui contagionnent leurs mères. Voilà donc des femmes enceintes, des accouchées, des enfants qu'on ne sait où recevoir. J'ai alors proposé à mes collègues du Conseil de surveillance et à l'administration de l'Assistance publique la création de deux services spéciaux, l'un sur la rive droite, l'autre sur la rive gauche, dans lesquels toutes ces femmes et ces enfants seraient reçus et soignés sous la direction d'un accoucheur. M. Maygrier vient de nous montrer la nécessité, l'urgence de cette création.

Quant à la proposition de M. Sébillotte tendant à l'inspection du service des sages-femmes, c'est un point assez délicat tant au point de vue budgétaire qu'au point de vue de la lutte toujours existante entre médecins et sages-femmes ; nous l'avons néanmoins abordée au Conseil avec deux de nos collègues, dont l'un est le Dr Gibert, qui représente les médecins du bureau de bienfaisance, l'autre M. Paul Strauss, président de la commission d'assistance publique. Si la Société émet un vœu, étant données les dispositions du Conseil de surveillance, ces desiderata, je l'espère, pourront être bientôt comblés, car la création de deux services spéciaux a déjà été adoptée en principe.

Tarnier (Paris). — La communication de M. Maygrier est intéressante et suggestive. On y voit: 1° que les femmes de son service infectées meurent moins que les femmes de la ville et des services voisins, d'où cette conclusion que les femmes doivent être soignées rapidement. En ville il y a perte de temps, et, si ces femmes sont apportées à l'hôpital, elles peuvent infecter le service, il y a forcément danger. Comme dit M. Budin, il y aurait grand avantage à ce que deux services spéciaux soient créés, pour les femmes de la ville, services spéciaux dirigés par un accoucheur qui n'aurait pas d'autre service. 2° Il faut distinguer entre les femmes accouchées infectées et les femmes enceintes infectées. D'autre part, le mot *infection* est élastique. Or, sous prétexte qu'une femme enceinte est infectée, doit-on l'envoyer dans le service des infectées ? Je ne le crois pas. Celles-là doivent être reçues dans les services d'accouchement. Au chef de service à prendre les précautions nécessaires. Ce n'est qu'au cas où les femmes enceintes présenteraient une maladie dans le genre de l'érysipèle, par exemple, affection présentant un danger réel, qu'il faudrait les diriger sur les services spéciaux.

Budin. — Je ne suis pas entré dans les détails, mais on sait que les malades atteintes d'érysipèles, de fièvres éruptives, etc., sont reçues dans des services de médecine spéciaux. Je n'ai entendu parler que des femmes enceintes qui suppurent.

Tarnier. — Je ne suis pas de cet avis. Il ne faut pas envoyer dans les services spéciaux une femme enceinte atteinte de suppuration de l'oreille, par exemple. Elle s'y infectera davantage.

Budin. — Mais ces femmes, on les refuse partout, en médecine, en chirurgie et dans les services d'accouchement. Dans les services spéciaux dont nous avons parlé, on pourra leur donner une chambre, les isoler. On les aura hospitalisées, on pourra les soigner et elles ne seront un danger pour personne.

Loviot (Paris). — J'appuie la proposition de M. Sébillotte, sur la surveillance des sages-femmes pour prévenir l'infection. Je propose donc : 1° la création de services spéciaux pour les femmes infectées ; 2° la création d'inspecteurs spéciaux pour les sages-femmes.

Sébillotte. — On pourrait imposer aux femmes qui veulent accoucher chez elles et toucher une indemnité, l'obligation, à la fin de leur grossesse et après leur accouchement, de la visite d'un médecin du bureau de bienfaisance. Cela n'exigerait pas une grosse dépense budgétaire.

Charpentier. — Je prie M. Budin, comme membre du Conseil de surveillance, d'appuyer auprès de qui de droit la réalisation de ces vœux.

Pour les vœux exprimés par MM. Maygrier et Sébillote, M. Budin propose la formule suivante :

1° Que des services spéciaux soient créés à Paris, pour recevoir les femmes en couches et les nouveau-nés infectés, ainsi que les femmes enceintes suppurantes ;

2° Que le service des sages-femmes du Bureau de bienfaisance soit soumis à une inspection.